Noorul Hadi
Tahir Shah
Farooq Ahmad

Anomalias da artéria coronária

Noorul Hadi
Tahir Shah
Farooq Ahmad

Anomalias da artéria coronária

ScienciaScripts

Imprint

Any brand names and product names mentioned in this book are subject to trademark, brand or patent protection and are trademarks or registered trademarks of their respective holders. The use of brand names, product names, common names, trade names, product descriptions etc. even without a particular marking in this work is in no way to be construed to mean that such names may be regarded as unrestricted in respect of trademark and brand protection legislation and could thus be used by anyone.

Cover image: www.ingimage.com

This book is a translation from the original published under ISBN 978-620-2-06438-5.

Publisher:
Sciencia Scripts
is a trademark of
Dodo Books Indian Ocean Ltd. and OmniScriptum S.R.L publishing group

120 High Road, East Finchley, London, N2 9ED, United Kingdom
Str. Armeneasca 28/1, office 1, Chisinau MD-2012, Republic of Moldova, Europe
Printed at: see last page
ISBN: 978-620-7-91413-5

**Dedicado com amor aos meus pais,
avós e professores.**

RECONHECIMENTO

Não há dúvida de que o trabalho de investigação é um trabalho conjunto. Ninguém o pode realizar sem orientação, apoio e aconselhamento adequados. Estou muito grato ao Professor Mohammad Hafizullah e ao Professor Dr. Adnan Mehmood Gul pela sua orientação clínica, atitude inspiradora e orientação amável que me ajudaram muito a concluir o meu estudo.

Estou grato ao Professor Assistente Dr. Muhammad Irfan e a Mushtaq Ahmed, que me ajudaram em todas as etapas da conclusão desta dissertação e me orientaram no caminho certo nas horas difíceis.

Gostaria também de agradecer ao Dr. Irfan do Departamento de Psiquiatria pela sua ajuda na análise dos dados.

Sem esquecer os meus amigos Dr. Fazal Ghafoor, Dr. Mohammad Nadeem e o técnico de cateteres Shah Nawaz, que me ajudaram a selecionar os doentes adequados que cumpriam os critérios de inclusão.

Estou igualmente grato ao meu amigo Dr. Mudasar Khan pela pesquisa de materiais de revisão da literatura na Internet.

Dr. Noor-ul-Hadi

Consultor cardiologista,

MTI LRH, Peshawar.

ACS — Acute coronary syndrome

CAD — Coronary Artery Disease.

LAD — Left Anterior Descending Artery.

CX — Circumflex artery.

RCA — Right Coronary Artery.

LSV — Left sinus of Valsalva.

PSV — Posterior Sinus of valsalva.

RSV — Right Sinus of Valsalva.

AVN — Atrioventricular node.

LMCA — Left main Coronary artery.

ECG — Electrocardiogram.

CMRA — Coronary magnetic resonance angiography.

CCTA — Coronary computerized tomographic angiography.

CABG — Coronary Artery Bypass Grafting.

PCI — Percutanous Coronary Intervention.

IHD — Ischemic Heart disease.

LVADs — Left Ventricular assisted devices

PT   Prothrombin time.

APTT   Activated partial thromboplastin time.

CCM   Congenital Cardiovascular malformation.

JR4   Judkin Right 4.

JL4   Judkin Left 4.

AR4   Amplatz Right 4.

3DRC   Three Dimensional Right Catheter.

ALCAPA   Anomalous Left Coronary Artery from Pulmonary Artery.

CAVF   Coronary arteriovenous Fistula.

RESUMO

Objetivo: Determinar a frequência das anomalias das artérias coronárias em doentes submetidos a angiografia coronária para investigação de doença cardíaca isquémica.

Desenho do estudo: Estudo observacional, estudo transversal
Localização: Laboratório de cateterismo cardíaco, Lady Reading Hospital Peshawar, Paquistão.

Duração do estudo: março de 2009 a novembro de 2016.

Métodos: Foram efectuadas 25 000 angiografias coronárias para diagnosticar a doença arterial coronária.
Resultados: As anomalias das artérias coronárias foram detectadas em 1,9% (n=475) dos doentes. A idade média foi de 48,5±12,5 anos. A proporção de homens foi de 69,2 % e a de mulheres de 30,7 %. A anomalia mais comum foi a ACR com origem no seio valsal posterior em 38,5% dos doentes. O cateter diagnóstico utilizado foi o Judkin Direito, JR 4, e apenas um doente tinha um cateter Amplatz Direito, AR 1. A origem separada da ADA e da circunflexa esquerda foi a segunda anormalidade mais comum e ocorreu em 30,7% dos pacientes. Todos foram tratados com cateteres Judkin Esquerdo, JL 4. A origem da circunflexa esquerda a partir do seio valsal direito foi a terceira anomalia mais comum, ocorrendo em 15,3%. Todas foram tratadas com cateteres Judkin Direito 4, exceto uma, que necessitou de uma CRM 3D. A origem da CD a partir do seio valsal esquerdo, também uma anomalia comum, ocorreu em 11,5% dos pacientes.
Todos foram tratados com cateteres JL-4. Apenas 3,8% dos pacientes apresentavam uma fístula LAD-RV. Esta foi tratada com um cateter Judkin Left 3.5.

Conclusões: As anomalias das artérias coronárias foram achados raros em adultos. A origem da artéria coronária direita no seio posterior foi o achado mais comum no estudo.

Palavras-chave: anomalias das artérias coronárias, doença arterial coronária, cateteres

PARTE 1

INTRODUÇÃO:

As anomalias das artérias coronárias (DAC) são definidas como achados angiográficos em que o número, a origem e a terminação das artérias diferem da população em geral. Ocorrem em menos de 1% da população.[1] É importante identificar corretamente as anomalias coronárias, uma vez que estas têm a propensão para desenvolver isquémia miocárdica fixa ou dinâmica e morte súbita cardíaca.

As anomalias coronárias são variáveis e podem ocorrer em até 1 a 2% dos pacientes. Os óstios separados da artéria descendente anterior esquerda e da artéria circunflexa esquerda são a anomalia mais comum, seguida da origem da artéria coronária circunflexa a partir da artéria coronária direita e da artéria coronária esquerda a partir do seio de Valsalva direito. Podem ter um óstio separado ou uma origem separada da artéria coronária. Uma origem anormal da artéria coronária direita a partir do seio de Valsalva esquerdo com um óstio separado ou a partir do tronco da artéria coronária esquerda é um achado extremamente raro. Estas anomalias coronárias são geralmente diagnosticadas incidentalmente durante a angiografia de rotina para investigação de doença cardíaca isquémica. [1]Em doentes com doença arterial coronária, a artéria descendente anterior foi a mais frequentemente afetada, seguida da artéria coronária direita e da artéria circunflexa esquerda. A predominância da artéria coronária direita foi encontrada em 82,6% dos pacientes. A artéria coronária direita anómala teve origem no seio coronário esquerdo em 73,9% dos doentes e na parede aórtica esquerda acima do seio em apenas 26,1% dos doentes.[2]

As anomalias das artérias coronárias são menos comuns do que as anomalias congénitas das cavidades cardíacas e da morfologia das válvulas cardíacas. No entanto, devem ser consideradas numa ampla faixa etária, em ambos os sexos e como possível causa de isquémia do miocárdio, enfarte do miocárdio e morte súbita. Devem também ser consideradas no planeamento de cirurgia cardíaca para revascularização das artérias coronárias, correção completa de malformações cardíacas congénitas ou substituição de válvulas cardíacas. Das 3660 angiografias efectuadas, identificaram 25 doentes (0,68%) com anomalias das artérias coronárias e referem a prevalência e o tipo destas anomalias na população analisada.[3]

Numa série de três mil angiografias coronárias de pacientes adultos (período de outubro de 1988 a fevereiro de 1991), foram examinadas as anomalias das artérias coronárias. Um por cento dos doentes apresentava anomalias das artérias coronárias. Como o número de angiografias coronárias e de operações de bypass está a aumentar de dia para dia, estas anomalias são de grande importância. No entanto, existem poucos dados na literatura sobre as anomalias da artéria descendente anterior esquerda.[4-6]

As anomalias das artérias coronárias são encontradas em 0,6 a 1,5 % dos angiogramas coronários. É importante estar atento a essas anomalias, pois elas são clinicamente significativas e importantes para pacientes submetidos à angioplastia coronariana ou cirurgia cardíaca. As anomalias coronárias congénitas primárias são geralmente lesões isoladas e não estão associadas a outras cardiopatias congénitas. Não parecem estar associadas a um risco acrescido de desenvolvimento de aterosclerose coronária. A deteção angiográfica destes vasos é importante devido ao seu significado clínico e à sua importância para os doentes submetidos a angioplastia coronária ou cirurgia cardíaca.[7]

Num país do terceiro mundo como o Paquistão, a maioria dos nascimentos ainda ocorre em casa e o rastreio de rotina dos recém-nascidos não é comum, o que torna muito difícil calcular a verdadeira prevalência de defeitos cardíacos congénitos.[8] Embora as anomalias congénitas das artérias coronárias sejam raras, são importantes porque a sua deteção correcta determina a abordagem correcta do seu tratamento.[9]

A identificação angiográfica de artérias coronárias anómalas é importante para o diagnóstico e tratamento adequados de doentes com ou sem doença coronária aterosclerótica. As anomalias congénitas das artérias coronárias estão presentes ao nascimento, mas poucas são sintomáticas na infância. A maioria das anomalias são achados incidentais na arteriografia coronária ou na autópsia. No entanto, algumas anomalias podem causar sintomas como dor torácica, enfarte do miocárdio, pré-síncope/síncope, arritmias, morte súbita cardíaca e insuficiência cardíaca congestiva. Atualmente, existem técnicas não invasivas que são úteis na avaliação das anomalias das artérias coronárias, embora seja necessária uma angiografia convencional para diagnosticar com precisão a distribuição das anomalias coronárias.[10]

[11][12]As abordagens anatómicas sistemáticas desenvolvidas por Angelini e mais tarde por Khatami et al. são provavelmente as classificações mais válidas para as anomalias das artérias coronárias. Ambas as classificações são muito semelhantes. De acordo com estes esquemas, as anomalias das artérias coronárias podem ser definidas como:

-origens pulmonares anormais das coronárias

-origens aórticas anormais das coronárias

Neste estudo, descrevemos as anomalias detectadas em doentes adultos submetidos a angiografia coronária por doença cardíaca isquémica. Como a frequência da angiografia coronária e da cirurgia coronária continua a aumentar, os clínicos que lidam com doentes cardíacos devem estar cientes destas anomalias.

Apenas alguns estudos sobre anomalias congénitas das artérias coronárias foram realizados na nossa instituição. O objetivo básico do estudo é determinar a incidência de anomalias congénitas das artérias coronárias. Este estudo pode permitir-nos planear protocolos de tratamento adequados para pacientes com anomalias congénitas das artérias coronárias. Poderá também ajudar-nos a selecionar cateteres adequados para a canulação destas artérias anómalas.

Revisão da literatura:
Anomalias das artérias coronárias:

Embriologia das artérias coronárias:

Na fase embrionária, o músculo cardíaco é alimentado através de sinusóides que estão ligados às câmaras cardíacas. Se estes sinusóides perisistirem, podem dar origem a fístulas coronário-camerais. Com o tempo, estes sinusóides desenvolvem-se numa rede de veias, artérias e capilares que podem ligar-se a outros vasos do mediastino. A persistência destas ligações pode levar a fístulas coronárias.

Os botões endoteliais desenvolvem-se na base do truncus arteriosus. Estes botões crescem mais tarde e ligam-se à rede arterial coronária que se desenvolve a partir dos sinusóides para formar o sistema arterial coronário. A involução anormal, a localização dos botões ou a septação do truncus arteriosus podem levar ao desenvolvimento de uma origem anormal das artérias coronárias.

Devido a esta embriologia complexa, pensa-se que as anomalias no desenvolvimento podem levar a origens anormais das artérias coronárias a partir do seio de Valsalva normal na aorta ou a partir da artéria pulmonar. Algumas destas variações podem ser benignas, enquanto outras são claramente malignas. Estas variações das artérias coronárias podem estar associadas a defeitos cardíacos congénitos subjacentes.[13]

Anatomia das artérias coronárias:

As artérias coronárias fornecem sangue nutritivo ao parênquima cardíaco. Normalmente, existem duas artérias coronárias, que são os únicos vasos que surgem da aorta ascendente imediatamente acima do bordo livre da válvula aórtica. O nome e o tipo de uma artéria coronária são normalmente definidos pelo padrão de vascularização distal ou território do vaso e não pela sua origem. [14]

Artéria coronária direita

A artéria coronária direita (ACD) geralmente se origina em um óstio logo abaixo da junção sinotubular do seio de Valsalva direito.

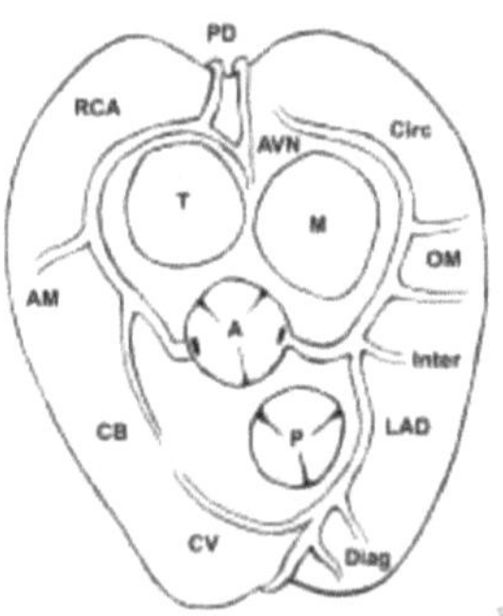

Fig. l. Anatomia normal das artérias coronárias, vista de cima.

Corre no sulco atrioventricular direito e supre a parede livre do ventrículo direito com pequenos ramos que se estendem até à extremidade pontiaguda do coração. A extensão distal da ACD estende-se até ao centro do coração. Em 90% dos pacientes, a CD supre o ramo da artéria coronária descendente posterior no centro do coração. Isto é conhecido como dominância direita e alimenta o nódulo atrioventricular (AV) e a parte posterior do septo interventricular.

O primeiro ramo que se origina da ACD é o cone ou ramo infundibular, que corre anteriormente e supre o infundíbulo muscular do ventrículo direito. A ACD fornece sangue aos átrios com um alto grau de variabilidade. A artéria do nó sinusal surge da ACD proximal em cerca de 50% dos doentes.

Artéria coronária esquerda

A artéria coronária esquerda origina-se no centro do seio de Valsalva esquerdo (anterior esquerdo), logo acima da borda livre do folheto da válvula aórtica e geralmente abaixo da junção sinotubular.

O óstio coronário esquerdo é geralmente único e dá origem a um curto tronco comum da artéria coronária esquerda que se ramifica na artéria coronária descendente anterior e na artéria coronária circunflexa esquerda.

1-Artéria descendente anterior esquerda

A DAE corre no sulco interventricular anterior. Os ramos perfurantes do septo anterior surgem no seu caminho para o ápice do coração. Pequenos ramos que suprem a parede anterior do ventrículo direito podem originar-se da DAE. Os ramos diagonais surgem da DAE e correm para baixo e para o lado para irrigar a superfície lateral do coração.

2 artéria coronária circunflexa esquerda

O trajeto da artéria coronária esquerda segue ao longo do sulco AV esquerdo, contorna o bordo obtuso e volta para trás até ao centro do coração. Quando atinge o centro do coração e alimenta a artéria coronária descendente posterior, isto é designado por dominância do sistema coronário esquerdo. Isto ocorre em cerca de 10 % dos doentes. Os ramos atriais podem originar-se da artéria coronária Cx e irrigar o nó sinusal em 40% dos doentes. Os ramos marginais obtusos originam-se do sistema Cx e irrigam a face póstero-lateral do ventrículo esquerdo. Em aproximadamente 30% dos pacientes, um ramo coronário, o ramo intermediário, surge precocemente do sistema coronário esquerdo e supre uma área entre os ramos diagonais da ADA e os ramos obtusos do sistema Cx.[14]

Histologia das artérias coronárias:

As artérias coronárias são vasos altamente musculados. Diferem de outros vasos de tamanho semelhante em dois aspectos. A lâmina elástica interna é descontínua e pouco desenvolvida à nascença. Não é possível reconhecer uma fronteira entre a média e a íntima.[14]

Variações das artérias coronárias:

As válvulas aórtica e pulmonar têm normalmente um único ponto de contacto no qual se tocam comissuralmente. As artérias coronárias quase sempre se originam do seio valsalva "voltado" em ambos os lados deste ponto de contacto. Normalmente, as artérias coronárias não se originam do seio "não voltado" ou mais distal. No entanto, existem variações na anatomia coronária. As variações que ocorrem em menos de 1% da população geral podem ser chamadas de anomalias ou desvios.[15]

Número e tamanho dos óstios coronários

Normalmente, uma pessoa tem dois óstios coronários. Muitas vezes, o ramo conal da ACD surge separadamente do seio direito. Ocasionalmente, a Cx esquerda ou a DAE surgem diretamente da raiz da aorta. Os óstios coronários são do mesmo tamanho ou maiores que o vaso que irrigam.

Posicionamento de Ostia nos seios nasais

As artérias coronárias originam-se mais ou menos perpendicularmente à parede da aorta. Os óstios das artérias coronárias estão localizados no centro do seio, logo acima da borda livre do folheto aórtico e abaixo da junção sinotubular. As artérias coronárias com uma origem ectópica geralmente correm tangencialmente à parede aórtica ou originam-se perto da comissura da válvula aórtica.

Trajeto das artérias coronárias

O trajeto das artérias coronárias é geralmente superficial dentro da camada de gordura epicárdica. No entanto, em 5-25% da população geral, a DAE proximal pode ter um trajeto intramural ou subepicárdico. Este facto é designado por "ponte coronária". Os ramos dos vasos epicárdicos geralmente correm perpendicularmente ao suprimento das arteríolas e capilares do miocárdio. Este padrão distinto das artérias coronárias assegura um fluxo sanguíneo ótimo para o coração.

Classificação das anomalias das artérias coronárias:

[11]Angelini classifica de forma abrangente as anomalias coronárias no coração humano da seguinte forma:

1. Anomalias no desenvolvimento e na progressão
    1. Haste principal esquerda em falta (origem dividida da LCA)
    2. Localização anómala do óstio coronário dentro da raiz da aorta ou perto do seio de Valsalva aórtico (para qualquer artéria). Ou seja, os óstios podem ser semelhantes;
        1. Elevado
        2. Baixa
        3. Comissariado
    3. Localização anormal do óstio coronário fora do seio aórtico "coronário" normal
        1. A LCA, que se baseia num seio que aponta para trás
        2. Cx, que se baseia numa onda sinusoidal virada para trás
        3. A DAE origina-se da onda sinusoidal que aponta para trás
        4. A ACD origina-se do seio anterior direito
        5. Localização ectópica (fora do seio oposto) de uma artéria

coronária a partir da artéria pulmonar

- Do tronco pulmonar
- Do pulmão

4. Origem anómala do óstio coronário a partir do "seio coronário" oposto (pode tratar-se de uma origem comum ou de óstios duplos vizinhos). Variantes:

    1. ACR com origem no seio anterior esquerdo, com trajeto anómalo:

        1. Retroaortais
        2. Entre a aorta e a artéria pulmonar
        3. Anterior ao fluxo de saída pulmonar ou pré-cardíaco

    2. A DAE origina-se no seio anterior direito, com um trajeto anómalo:

        1. Entre a aorta e a artéria pulmonar
        2. Intraseptal
        3. Anterior ao fluxo de saída pulmonar ou pré-cardíaco

    3. Cx proveniente do seio anterior direito com um trajeto anómalo:

        1. Sulco atrioventricular posterior
        2. Retroaortais

    4. LCA do seio anterior direito, com trajeto anómalo:

        1. Insuficiência atrioventricular posterior ou insuficiência retrocardíaca
        2. Retroaortais
        3. Entre a aorta e a artéria pulmonar
        4. Intraseptal
        5. Anterior ao fluxo de saída pulmonar ou pré-cardíaco

5. Artéria coronária única

2. Anomalias da anatomia intrínseca da artéria coronária

1. Estenose ou atresia ostial congénita (ACVE, ADA, ACD, Cx)

1. Estenose do óstio coronário

2. Ectasia ou aneurisma das artérias coronárias

2. Artéria coronária em falta

3. Hipoplasia coronária

4. Artéria coronária intramural (ponte muscular)
5. Processo coronário subendocárdico
3. Anomalias do fecho coronário
1. fístulas da ACD, da ACV ou da artéria infundibular:
1. Ventrículo direito
2. Átrio direito
3. Seio coronário
4. Veia cava superior
5. Artéria pulmonar
6. Veia pulmonar
7. Átrio esquerdo
8. Ventrículo esquerdo
9. Múltiplos, ventrículos direito + esquerdo

Dependendo da gravidade da comunicação, tudo isto pode conduzir a um fenómeno de furtividade.

4. Vasos colaterais anómalos

Subtipos de anomalias coronárias de alto risco

1- **Aorta esquerda a partir do seio aórtico direito.** A origem anómala da artéria principal esquerda a partir do seio aórtico direito é ainda classificada com base no trajeto da artéria anómala:

I. entre a aorta e o tronco pulmonar.

II. anterior ao tronco pulmonar.

III. posterior à aorta.

IV. atrás do trato de saída do ventrículo direito, no septo interventricular.

Em 60% dos casos de LM anómala, esta corre entre a aorta e o tronco pulmonar. É uma anomalia maligna que ocorre com uma incidência de 1 em

12.500. Embora seja relativamente rara nas séries angiográficas, está significativamente sobre-representada nas séries anatomopatológicas, uma vez que está estreita e claramente associada à morte súbita cardíaca induzida

Coronary Artery Anomaly	Angiography	Pathology.
1. Anomalous origin of ≥1 CA from pulmonary trunk		
A. LMCA or LAD from PT	1.4%	15.3%
B. Both CAs from PT	none	1.2%
C. RCA from PT	0.2%	0.4%
2. Anomalous origin of ≥1 from Aorta.		
A. LMCA and RCA from R Ao sinus	2.8%	20.2%
B. RCA and LMCA from L Ao sinus	17.0%	21.5%
C. LCx and RCA from R Ao sinus	58.4%	8.7%
D. RCA and LMCA from posterior Ao sinus	0.6%	7.0%
E. RCA and LAD from R Ao sinus	4.8%	0.4%
3. Single CA ostium from aorta		
A. single RCA ostium	3.1%	9.1%
B. Single LCA ostium	3.9%	9.1%

pelo stress (50%). [16,17]

Comparação das anomalias malignas das artérias coronárias em angiografia e autópsia/patologia.

Artéria coronária direita a partir do seio aórtico esquerdo:

A origem anormal da artéria coronária direita a partir do seio aórtico esquerdo é ainda classificada com base no trajeto desta artéria anómala. Na maioria dos casos, o vaso anómalo corre entre a aorta e o tronco pulmonar (67%). Esta é a anomalia mais grave das artérias coronárias. Supõe-se que esta anomalia está claramente associada à morte súbita cardíaca. A morte súbita cardíaca é observada em cerca de 25 % dos casos durante o esforço físico.[18]

Artérias coronárias que surgem do seio coronário contralateral: São tradicionalmente diagnosticadas por angiografia coronária. Certas vistas angiográficas e pistas podem ser úteis na definição completa do seu trajeto. O mais importante é a identificação dos casos em que o trajeto da artéria coronária principal anómala, direita ou esquerda, a partir do seio coronário contralateral, se situa entre a aorta e o tronco pulmonar. Angiograficamente, tem um trajeto distinto na projeção oblíqua anterior direita, enquanto o tronco da coronária esquerda forma uma alça crânio-posterior. Um método prático alternativo é a realização simultânea de angiografia pulmonar e coronária ou a inserção de um cateter de artéria pulmonar como marcador angiográfico para a localização dos vasos pulmonares.

Recentemente, têm sido utilizadas técnicas de imagem não invasivas para detetar anomalias nas artérias coronárias. Estas incluem a ecocardiografia, a ressonância magnética e a angiografia por TAC.[19,20]

A origem anómala de uma ou mais artérias coronárias a partir da artéria pulmonar é geralmente uma anomalia isolada que ocorre em 0,4% de todos os doentes com anomalias cardíacas congénitas. Estas anomalias são hemodinamicamente significativas e causam isquémia miocárdica, que pode levar a cardiomiopatia isquémica. Vários mecanismos podem ser responsáveis por este facto. O miocárdio é perfundido pela artéria coronária de desenvolvimento anormal, que tem uma baixa pressão de perfusão e uma baixa saturação de oxigénio e é a origem da artéria pulmonar. Na presença de circulação colateral a partir de uma artéria coronária normal, ocorre roubo da artéria coronária, uma vez que o fluxo sanguíneo da artéria coronária normal é desviado para a artéria pulmonar através dos vasos colaterais, resultando num shunt da esquerda para a direita.[21,22]

A anomalia mais comum deste tipo é a origem da ACE na artéria pulmonar, conhecida como síndrome de Bland-White-Garland. [23-25] Nalguns casos, a artéria coronária esquerda e a artéria coronária esquerda têm origem individual na artéria pulmonar, com consequências fisiopatológicas e clínicas semelhantes. [26,27] É quase incompatível com a vida, a menos que a ACD seja sobredominante. A origem da CD a partir da artéria pulmonar é considerada benigna, mas seqüelas clínicas têm sido descritas.[28]

Características clínicas:

O quadro clínico depende da artéria coronária afetada e da sua distribuição no miocárdio. A resistência vascular pulmonar e o número e tamanho dos vasos colaterais também determinam os sintomas clínicos. Sem um suprimento sanguíneo colateral significativo, a isquémia miocárdica ocorre na infância na região suprida pela artéria coronária anómala. A isquémia cardíaca leva a um comprometimento da função do VE e a características clínicas de insuficiência cardíaca. A angina pode manifestar-se por irritabilidade, palidez e diaforese e pode evoluir para sinais e sintomas de choque em recém-nascidos. Estes sintomas surgem geralmente entre as quatro e as seis semanas de idade, quando a resistência vascular pulmonar já diminuiu. No entanto, esta manifestação também pode ser retardada.

Se existir um bom fluxo sanguíneo colateral, esta anomalia pode não se tornar aparente até ao final da infância, adolescência ou mesmo na idade adulta. [29] As crianças mais velhas e os adultos podem apresentar cardiomiopatia dilatada ou morte cardíaca súbita.

Exame físico

Os achados físicos significativos incluem um galope ou sopro de regurgitação mitral indicando disfunção do músculo papilar relacionada com isquémia. O JVP está elevado. Estão presentes crepitação bibasal e hepatomegalia.

EXAMES:

Cardiomegalia e/ou edema pulmonar na radiografia de tórax e achados de isquemia/infarto no ECG.

Ecocardiografia

O ecocardiograma mostra um coração aumentado com disfunção miocárdica global e regurgitação mitral associada. As origens anómalas das artérias coronárias e a dilatação associada podem ser visualizadas em imagens bidimensionais.

ANGIOGRAFIA CORONÁRIA:

O padrão de ouro para o diagnóstico é a angiografia coronária.

MODALIDADES NÃO-INVASIVAS:

Imagiologia não invasiva, como

A tomografia computorizada e a angiografia por ressonância magnética são cada vez mais utilizadas como ferramentas extremamente úteis para o diagnóstico de anomalias das artérias coronárias.[30]

Tratamento

As artérias coronárias com origem anormal na artéria pulmonar requerem

Correção cirúrgica que consiste na ligadura e incisão da artéria pulmonar e reimplantação da artéria coronária na aorta. [31,32]

Outras anomalias das artérias coronárias:

VARIAÇÕES NA ORIGEM DA AORTA

O número, a forma e a localização dos óstios ou origens das artérias coronárias podem variar e, normalmente, não têm significado clínico. [33,34]No entanto, uma origem elevada dos óstios pode reduzir o fluxo sanguíneo diastólico das artérias coronárias. Origens separadas da artéria coronária direita (ACD) e do seu ramo conal ocorrem em 50 por cento da população. Da mesma forma, origens separadas da artéria coronária circunflexa esquerda (LCx) e da artéria descendente anterior esquerda (LAD) ocorrem em 1 por cento da população. Outras lesões importantes são a origem do tronco da artéria coronária esquerda ou da ADA a partir do seio de Valsalva direito ou da ACD. O trajeto subsequente entre a aorta e a artéria pulmonar até ao ventrículo esquerdo pode levar à compressão do vaso, isquémia miocárdica e morte súbita em adultos e adolescentes durante o exercício. [35,36] Pode ter um trajeto intramural e um ângulo de saída agudo, o que pode levar à obstrução do fluxo sanguíneo. [37] Estas complicações ocorrem geralmente durante ou imediatamente após o exercício. O exercício físico leva à dilatação da raiz da aorta e do tronco pulmonar, o que resulta na extrusão da artéria coronária externa e também aumenta a angulação pré-existente do ramo da artéria coronária e diminui o diâmetro luminal na porção proximal da artéria coronária.[35]

Da mesma forma, uma artéria coronária única com origem no seio de Valsalva direito pode levar à compressão da ADA ou de seus ramos pelo mesmo mecanismo. A origem da CD a partir do seio de Valsalva esquerdo ou da DAE também pode levar à isquemia miocárdica e morte súbita. [38]

Em contraste, a origem da CD a partir da ACD é geralmente considerada clinicamente insignificante devido ao seu trajeto posterior ao ventrículo esquerdo.

Incidência

A origem anormal das artérias coronárias a partir da aorta tem uma incidência baixa, com valores registados de cerca de 0,64% dos nascimentos. [39,40] A anomalia mais comum é a origem da artéria coronária esquerda a partir do seio de Valsalva direito, seguida de uma artéria coronária única a partir do seio de Valsalva esquerdo, de ambas as artérias coronárias a partir do seio de Valsalva direito e da artéria coronária esquerda a partir do seio de Valsalva direito.

Apresentação clínica

O quadro clínico de um doente com as anomalias acima mencionadas pode consistir em dor torácica e síncope, especialmente durante o esforço físico. Em casos raros, o primeiro sintoma clínico pode ser a morte súbita, especialmente em jovens desportistas e recrutas do exército. [41-43]

Diagnóstico

O exame físico tem pouco valor na ausência de enfarte do miocárdio ou de sintomas de isquémia persistente. [44]O ecocardiograma pode ser útil na avaliação de uma origem anómala da artéria coronária.[45] No entanto, a angiografia por TC e a CRM são muito úteis para definir a anatomia coronária anómala. A angiografia coronária continua a ser o exame de ouro

padrão para determinar com precisão a anatomia destas artérias anómalas.[46]   A eficácia do

A CMRA foi avaliada numa série de estudos mais pequenos.[47-50]

A angiografia coronária por TC (ACC) pode ser realizada com scanners de feixe de electrões ou com scanners multidetectores em linha; estes últimos estão muito mais frequentemente disponíveis.[51-54]

Tratamento

A intervenção cirúrgica está indicada nas anomalias das artérias coronárias associadas a taquiarritmias ventriculares graves ou isquémia do miocárdio.

[54]Podem ser efectuadas intervenções cirúrgicas sob a forma de cirurgia de revascularização do miocárdio (CABG) ou de cancelamento do teto da artéria coronária para evitar a compressão através da alteração do ângulo. Os stents intracoronários também têm sido utilizados como alternativa à cirurgia de revascularização do miocárdio em doentes sintomáticos com isquémia.[54-55]

Anomalias do calibre das artérias coronárias

Estes incluem estreitamento devido a estenose ou hipoplasia ou alargamento, incluindo ectasia ou dilatação aneurismática.

Constrição das artérias coronárias

O estreitamento das artérias coronárias pode ocorrer no óstio ou ao longo de todo o trajeto da artéria coronária. Este tipo de anomalia pode ser congénita ou adquirida. As causas adquiridas incluem intervenções cirúrgicas prévias (por exemplo, reimplantação das artérias coronárias no âmbito de uma operação de troca arterial ou no caso de uma origem anómala das artérias coronárias). Os casos adquiridos incluem doenças como a doença de Kawasaki ou a hiperlipidemia familiar). Todas elas conduzem a isquémia do miocárdio e subsequente insuficiência cardíaca.[56] Outras são a sífilis e a artrite de Takayasu.

Causas

As estenoses dos óstios das artérias coronárias ocorrem como resultado de doenças congénitas e adquiridas. É importante reconhecer as doenças adquiridas, que devem ser diferenciadas das doenças congénitas.[56]

[34]Uma anomalia congénita, como a ramificação aguda da artéria coronária a partir do seio de Valsalva ou a formação de uma crista não ateromatosa Procedimentos cirúrgicos, como a cirurgia da válvula aórtica, a canulação das artérias coronárias perto ou envolvendo diretamente as artérias coronárias. A hiperplasia fibromuscular devida à terapêutica com metisergida e a estenose da própria artéria coronária também têm muitas causas. [5758,5960]Os túneis intramiocárdicos, conhecidos como pontes miocárdicas ou alças arteriais, podem levar a um estreitamento localizado das artérias coronárias. A hipoplasia congénita devido ao estreitamento do segmento longo pode afetar uma ou ambas as artérias coronárias.[61] .

Rastreio e estratificação do risco

Uma história clínica detalhada pode desempenhar um papel importante no rastreio e na estratificação do risco dos doentes com tais anomalias. Para os doentes com factores de risco, como cirurgia prévia, e para os que se sabe terem anomalias coronárias para estenose coronária e isquemia miocárdica induzível, está planeada uma vigilância ao longo da vida para determinar se é ou não necessária uma intervenção. A monitorização consiste normalmente em exames imagiológicos (angiografia não invasiva ou invasiva) e na avaliação do risco de isquémia subjacente com testes de esforço (exercício ou farmacológicos) ou exames imagiológicos não invasivos (ecocardiográficos ou nucleares). As técnicas e a frequência da monitorização variam de instituição para instituição e de doente para doente. Com base nos resultados da monitorização, é determinado o risco de enfarte do miocárdio e de morte súbita.

Tratamento

O tratamento do estreitamento congénito ou adquirido das artérias coronárias é semelhante em crianças e adultos. [62,63] O tratamento pode consistir numa ou mais das seguintes medidas:

Redução dos factores de risco, por exemplo, hiperlipidemia, tensão arterial elevada, inflamação. Podem ser efectuadas intervenções cirúrgicas, incluindo cirurgia de revascularização do miocárdio ou revascularização epicárdica a laser e intervenção coronária percutânea (ICP) com ou sem implantação de stent. [64]

Alargamento das artérias coronárias

Pode ser congénita ou adquirida se as artérias coronárias estiverem afectadas, como na fístula arterial coronária e na doença de Kawasaki, em que pode ocorrer um ligeiro alargamento ou irregularidade ("ectasia") ou uma dilatação aneurismática.

Aneurisma da artéria coronária Um aneurisma ou ectasia da artéria coronária é definido como um segmento de uma artéria coronária que se expande para um diâmetro superior ao diâmetro dos segmentos vizinhos ou 1,5 vezes o diâmetro da maior artéria coronária. [65]Como visto no ultrassom intracoronário, um aneurisma verdadeiro tem uma parede intacta do vaso. Em contraste, um pseudoaneurisma, que pode ser difícil de distinguir de um aneurisma verdadeiro na angiografia, mostra uma perda de integridade da parede do vaso e danos na adventícia ou no tecido perivascular na ecografia intracoronária. [6667]As causas congénitas de aneurismas da artéria coronária incluem doenças do tecido conjuntivo, como a doença renal policística e a síndrome de Ehlers-Danlos.[68] Estas doenças devem ser distinguidas de uma variedade de causas adquiridas, por exemplo, em adultos:

- Doença aterosclerótica.

- Arterite na doença de Kawasaki em crianças

- Aorta ascendente na doença de Kawasaki

- Artéria coronária esquerda na doença de Kawasaki

- Artéria coronária direita na doença de Kawasaki.[69]

- Outras causas de aneurismas devidos a arterite são a sífilis e a arterite de Takayasu.[70]

- Traumatismo ou dissecção.

- Angioplastia ou aterectomia.

Complicações

As sequelas dos aneurismas das artérias coronárias incluem a rutura e a trombose. O segmento dilatado tem um fluxo sanguíneo prejudicado com uma predisposição para a formação de trombos, o que pode levar a sintomas de isquémia do miocárdio ou embolia da artéria coronária.[69]

Avaliação e tratamento

Estes podem ser avaliados por estudos de perfusão, bem como por estudos de conversão coronária.

Angiografia.[71] A revascularização do miocárdio e a angioplastia podem ser oferecidas a estes doentes. [65,72]

Fístulas das artérias coronárias

As ligações entre as artérias coronárias e as câmaras cardíacas, conhecidas como fístula coronário-cameral ou malformação arteriovenosa coronária, devem-se frequentemente a desvios do desenvolvimento embriológico normal. Também podem ser adquiridas através de traumatismos, como facadas, tiros ou projécteis, ou através de procedimentos cardíacos invasivos, como a implantação de pacemaker, a biópsia endomiocárdica ou a angiografia coronária.[73]

A patologia resultante destas fístulas depende do local onde a ligação anómala se origina e termina, bem como do tamanho do vaso.[74] Os principais locais de origem são a artéria coronária direita, o sistema da artéria coronária esquerda e ambas as artérias coronárias. Os locais de saída mais importantes com origem na artéria coronária direita e esquerda são

ventrículo direito, átrio direito e artérias pulmonares. As fístulas raramente se abrem para a veia cava superior ou para o seio coronário e mais raramente para a aurícula esquerda ou para o ventrículo esquerdo.

Sintomas e complicações

A maioria das fístulas coronárias são pequenas e o doente é assintomático. No entanto, podem levar a um roubo da artéria coronária, que causa isquémia do segmento do miocárdio fornecido com sangue pela artéria coronária distal à fístula. A porção da artéria coronária proximal à fístula dilata-se como resultado da compensação.

As fístulas hemodinamicamente significativas podem provocar sintomas clínicos ou doenças secundárias em cerca de 19% dos doentes com menos de 20 anos e em 63% dos doentes com mais de 20 anos.[75] Os sintomas incluem

- Isquémia crónica

- Cardiomiopatia com sinais e sintomas de isquémia.

- Enfarte do miocárdio.

- Hipertensão pulmonar

- Endocardite,

- Trombose da fístula ou de um aneurisma associado.

- Foram registadas oclusões espontâneas em crianças ,[76] e menos frequentemente em adultos.

Diagnóstico

Os doentes com uma fístula têm um sopro contínuo no local de drenagem. A radiografia de tórax e o eletrocardiograma são normais se o shunt através da fístula for pequeno. No entanto, se o shunt for maior, pode haver aumento dos ventrículos e poeira nas artérias coronárias. O ecocardiograma pode detetar artérias coronárias significativamente aumentadas.

A angiografia coronária pode ser utilizada para determinar o tamanho e as características anatómicas da fístula com um elevado grau de precisão.

Tratamento

As pequenas fístulas assintomáticas não requerem intervenção. As fístulas grandes e hemodinamicamente significativas devem ser fechadas por via percutânea ou cirúrgica através de ligadura.[75]

Os métodos cirúrgicos de encerramento estão associados a uma baixa mortalidade e morbilidade. Os resultados a longo prazo são excelentes e a maioria dos doentes permanece assintomática. [78,79] [80-86]Várias técnicas de cateter percutâneo têm sido utilizadas com sucesso, por exemplo, bobinas de Gianturco, bobinas destacáveis interligadas, balões destacáveis, espuma de álcool polivinílico, guarda-chuvas duplos, oclusor de ducto Amplatzer e o tampão vascular Amplatzer. As complicações destes dispositivos percutâneos incluem enfarte do miocárdio e migração de bobinas ou discos para estruturas vasculares extracoronárias ou para os ramos da artéria coronária.[87] O risco de endocardite não é claro, mas a profilaxia da endocardite não é indicada.[85]

Sinusóides persistentes

As ligações directas entre as câmaras cardíacas e entre a artéria coronária e o local terminal sem o seu próprio vaso são criadas por sinusóides, que persistem durante o desenvolvimento do coração. Estas ocorrem mais frequentemente em defeitos cardíacos congénitos, como a atrésia pulmonar ou a atrésia aórtica.

Diagnóstico

Pode ser diagnosticada com ecocardiograma com Doppler a cores, que mostra um fluxo anormal do ventrículo para o epicárdio e para as artérias coronárias se o shunt for grande.[88] No entanto, o diagnóstico é geralmente efectuado através de angiografia coronária.

A perfusão nesses pacientes pode ser dependente do fluxo dos ventrículos para as artérias coronárias através dos sinusóides. Portanto, a pressão ventricular deve ser mantida. Os sinusóides não devem ser ocluídos ou a pressão ventricular reduzida para garantir uma perfusão adequada.

Artéria coronária única:

Pode haver uma única artéria coronária superdominante com origem no seio aórtico direito, esquerdo ou posterior. Em geral, uma artéria coronária única é descrita de acordo com o seio em que se origina e o trajeto da artéria coronária. A artéria coronária única é bastante rara como anomalia coronária congénita isolada. A artéria coronária única pode estar associada à morte súbita, com maior incidência de morte súbita quando a artéria coronária única surge do seio aórtico direito. Não há opção cirúrgica para esses pacientes. Do ponto de vista médico, estes doentes podem ser tratados por insuficiência cardíaca ou sintomas de isquémia.[89]

Anomalias das artérias coronárias associadas a outras cardiopatias congénitas

As anomalias das artérias coronárias são comuns em cardiopatias congénitas como a tetralogia de Fallot, a transposição das grandes artérias, o ventrículo direito com dupla saída, o coração univentricular e o truncus arteriosus.

Tetralogia de Fallot

Aproximadamente 10% dos pacientes com TOF têm anomalias nas artérias coronárias. [90,91] As anomalias mais comuns incluem uma artéria conal aumentada, uma ADA anómala proveniente da ACD ou do seio de Valsalva direito e uma artéria coronária única. Essas anomalias devem ser diagnosticadas antes da correção cirúrgica, pois são altamente suscetíveis a lesões durante a ressecção da VSVD e reconstrução.

Transposição das grandes artérias

Várias anomalias coronárias ocorrem em pacientes com transposição D das grandes artérias:[92,93] A anomalia mais comum é a origem da CD a partir da face posterior do seio de Valsalva direito e do tronco da artéria coronária esquerda a partir da face posterior do seio de Valsalva esquerdo.

A segunda variante mais comum é a LCx, que se origina da ACR.

Outras variantes incluem a inversão da artéria coronária, ou seja, a ACD surge do seio de Valsalva posterior esquerdo e a artéria coronária principal esquerda surge do seio de Valsalva posterior direito, a inversão da artéria coronária, na qual a artéria LCx surge da ACD, e a artéria coronária única, que surge do seio de Valsalva direito ou esquerdo. A ponte intramiocárdica pode ocorrer em qualquer artéria coronária.

A correção destas lesões exige a reimplantação da artéria coronária. Por conseguinte, é importante ter conhecimento destas anomalias antes da operação. [93,]

Tronco arterioso

Podem ocorrer variações na origem e no trajeto das artérias coronárias em relação ao tronco

Arteriosus. Estas variações podem, portanto, levar a lesões durante os procedimentos cirúrgicos, incluindo as artérias coronárias, que atravessam a superfície anterior do ventrículo direito e podem, portanto, ser lesadas durante os procedimentos cirúrgicos.[94-96]

Outros defeitos cardíacos congénitos

Para além da TGA, da TOF e do truncus arteriosus, outras cardiopatias congénitas, como o coração univentricular, também apresentam padrões de artérias coronárias semelhantes aos descritos. Em alguns centros, as variações das artérias coronárias podem ser diagnosticadas antes da cirurgia através de ecocardiografia ou TCMD. No entanto, a angiografia coronária continua a ser o padrão de ouro.

Rastreio de anomalias coronárias em adultos

[97]As anomalias das artérias coronárias são achados raros, mas podem levar à morte súbita. Atualmente, não existem recomendações para o rastreio de anomalias das artérias coronárias.

Epidemiologia e prevalência das anomalias das artérias coronárias:

Num estudo de uma população da Europa Central, 7.694 doentes foram examinados angiograficamente na Universidade de Medicina Albert Szent Gyorgyi, na Hungria, entre 1984 e 1994. Na população estudada, foram encontrados 103 doentes com anomalias congénitas das artérias coronárias (1,34%). 95,2 por cento dos doentes apresentavam anomalias de origem e distribuição, enquanto 4,8 por cento apresentavam uma fístula coronária. Este foi o primeiro estudo sobre a epidemiologia das anomalias congénitas das artérias coronárias na Europa Central e Oriental.

Fisiopatologia

A principal fonte de energia para o metabolismo aeróbico do coração é constituída por ácidos gordos livres. Por este motivo, o tecido cardíaco não tolera qualquer grau de isquémia. No entanto, a capacidade do coração para utilizar o oxigénio é elevada. Por isso, um baixo nível de deficiência de oxigénio é normalmente bem tolerado. Em repouso, a necessidade de oxigénio do coração é de 8 a 10 ml/mint/100g, o que é consideravelmente mais elevado do que o dos músculos esqueléticos (valor de 0,11/ml/mint/100gm). Durante a atividade física, as necessidades de oxigénio aumentam em 50%, o que é compensado por um aumento do fluxo sanguíneo de 300 a 450% em relação ao valor inicial.

A distribuição dos vasos coronários é muito particular. Os vasos coronários enchem-se durante a diástole. A pressão intramiocárdica e a obstrução ao fluxo sanguíneo do miocárdio aumentam gradualmente do exterior para o interior do miocárdio. A vasculatura coronária tem uma enorme capacidade vasodilatadora, contribuindo assim para o aumento do fluxo sanguíneo e para a diminuição da resistência ao fluxo sanguíneo durante o exercício. A dilatação dos vasos coronários é causada pelo óxido nítrico do endotélio e pela adenosina através dos receptores alfa-2. Uma artéria coronária com origem tangencial e trajeto intramiocárdico ou a sua localização entre as grandes artérias coloca os doentes em risco elevado de morte súbita cardíaca. A localização proximal de uma grande estenose impede a capacidade do coração de responder a uma procura excessiva de oxigénio. Os factores mais importantes que regulam o fluxo sanguíneo nas artérias coronárias são

Pressão intramuros

Pressão de perfusão durante a diástole

Necessidades metabólicas do coração

Nervos simpáticos e parassimpáticos do corpo

Camadas endoteliais intactas

A viscosidade do sangue é uma consequência do baixo fornecimento de oxigénio ao músculo cardíaco.

Frequência

Estados Unidos

As anomalias coronárias são mais frequentemente observadas em doentes jovens com história de morte súbita cardíaca do que em doentes mais velhos. Apenas alguns grandes estudos observacionais foram realizados para investigar as anomalias das artérias coronárias maiores e menores em diferentes grupos de pacientes usando diferentes técnicas.[99] A revisão detalhada de Angeline mostrou a incidência de anomalias coronárias em 5,6% dos pacientes consecutivos que foram submetidos à angiografia.[99]

Mortalidade/morbilidade

Muitas das anomalias das artérias coronárias não são diagnosticadas clinicamente até à autópsia. A incidência de anomalias da artéria coronária na autópsia inclui artéria coronária única (0,02%) e fístula da artéria coronária (0,2%). As anomalias das artérias coronárias são a segunda causa mais comum de morte súbita na população jovem, a seguir à CMH.

Etnia

Não se conhece uma predisposição racial.

Sexo

Não é conhecida uma predisposição sexual.

Idade

As origens anómalas da ACV a partir da artéria pulmonar ocorrem na primeira infância. Anomalias malignas podem levar à morte súbita na infância. Numerosas anomalias coronárias incidentais podem ser encontradas na angiografia coronária na idade adulta.

Manifestações clínicas

Estes são

    i. Um sintomático
    ii. Insuficiência cardíaca
    iii. Dor no peito
    iv. Crises pré-sincopais e sincopais
    v. Arritmia cardíaca
    vi. Ataque cardíaco[11]
    vii. Morte cardíaca súbita.

Físico

Os doentes jovens apresentam geralmente sinais de insuficiência cardíaca e baixo rendimento. Pode haver uma terceira bulha cardíaca audível ou um sopro MR holossistólico. Nos adultos, o exame físico pode ser normal ou pode haver um enfarte do miocárdio ou choque.

Tratamento:

Cuidados médicos:

As crianças com sintomas de isquémia ou lesão coronária necessitam normalmente de tratamento na unidade de cuidados intensivos. Inicialmente, devem ser feitas tentativas para reduzir a necessidade de oxigénio cardíaco através da administração de oxigénio, da entubação endotraqueal, da correção de anomalias electrolíticas e ácido-base e de paralisias para reduzir o trabalho respiratório. Além disso, o suporte inotrópico pode ser utilizado em situações de risco de vida, mas provoca uma elevada necessidade de oxigénio e pode levar a arritmias isquémicas graves. O LVAD e o ECMO, bem como o IABP, podem ser utilizados para colmatar o intervalo até à cirurgia. Os inibidores da fosfodiesterase melhoram a inotropia e reduzem a pós-carga, mas também podem ser utilizados. Se as artérias coronárias tiverem uma origem anómala na artéria pulmonar, a milrinona pode reduzir a resistência da artéria pulmonar. Os sintomas de insuficiência cardíaca podem ser aliviados com a administração de furosemida. Em alguns casos, podem ser utilizados beta-bloqueadores para reduzir o consumo de oxigénio do músculo cardíaco. [100]

Cuidados cirúrgicos

- São necessários especialistas em cirurgia cardíaca de adultos e em doenças cardíacas congénitas para o tratamento cirúrgico destes doentes.

- Para além das técnicas convencionais de bypass coronário, as origens anómalas da artéria coronária a partir da artéria pulmonar podem requerer técnicas de reparação do túnel de Tekeushi ou a técnica de deslocamento do botão de Jatene.

- Em caso de obstrução do óstio coronário ou de ponte miocárdica, é necessário o cancelamento cirúrgico do teto e um remendo.[101]

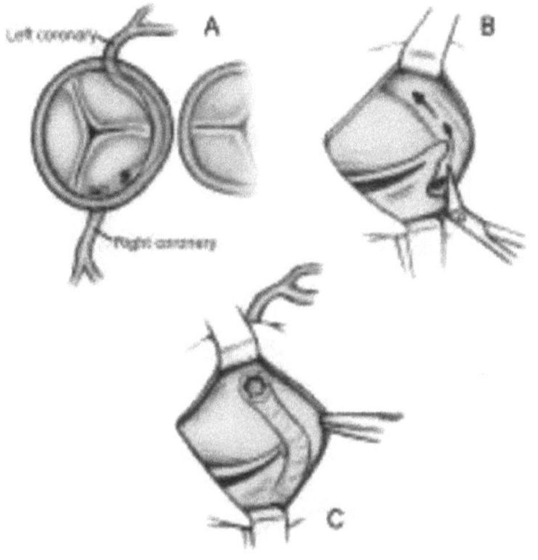

Reparação cirúrgica de uma artéria coronária esquerda anómala (ACL) a partir do seio de Valsalva direito.

- O cateterismo cardíaco com embolização utilizando bobinas e dispositivos provou ser um tratamento eficaz para as fístulas coronárias em muitos casos.

Consultas:

- As consultas são frequentemente necessárias para otimizar o tratamento das anomalias das artérias coronárias em crianças. Estas consultas podem incluir uma troca de experiências com colegas especialistas sobre as técnicas de arteriografia coronária selectiva e de intervenção em adultos.
- São necessários radiologistas de medicina nuclear que estejam familiarizados com a quantificação do dano miocárdico e cirurgiões cardíacos pediátricos e adultos para permitir um tratamento cirúrgico ótimo.

Atividade

- Para os doentes que sofreram uma lesão cardíaca, são proibidas as actividades de apoio de competição. É permitida a atividade de rotina e ligeira.

Educação dos doentes

- Aconselhamento sobre a reintegração supervisionada de pacientes que sofreram uma lesão cardíaca na educação física e no desporto.
- **PAPEL DA ANGIOGRAFIA POR TOMOGRAFIA COMPUTORIZADA NAS ANOMALIAS DAS ARTÉRIAS CORONÁRIAS.**

A TCMD revolucionou o diagnóstico das anomalias das artérias coronárias.[102,103]

A TC multidetectores pode ser superior à angiografia convencional na determinação da origem ostial e do trajeto proximal dos ramos coronários anómalos. É importante conhecer o aspeto tomográfico das várias anomalias das artérias coronárias, uma vez que é essencial para um diagnóstico preciso e um tratamento adequado do doente.

Objectivos:

- O objetivo deste estudo foi determinar a frequência de anomalias congénitas das artérias coronárias em doentes submetidos a angiografia coronária.

Definição operacional

As anomalias congénitas das artérias coronárias são anomalias na anatomia das artérias coronárias que estão presentes desde o nascimento. Se uma das seguintes anomalias for detectada durante a angiografia coronária, o doente é referido como tendo uma anomalia congénita das artérias coronárias.[10]

- Origem anómala das artérias coronárias a partir do tronco pulmonar.
- Origem anómala das artérias coronárias a partir da aorta ascendente.
- Origem anómala das artérias coronárias a partir do seio de valsalva.
- Artéria coronária única.
- Ligações intercoronárias, por exemplo, anastomose LAD-PDA.
- Fístula da artéria coronária, por exemplo, LAD com fístula PA.

Critérios de diagnóstico da doença coronária.

Os critérios de diagnóstico de doença cardíaca coronária (DCC) foram definidos como angina de peito estável, angina de peito instável, enfarte do miocárdio com onda Q e enfarte do miocárdio sem onda Q.[12]

STABIL ANGINA:

Dor no peito desencadeada por esforço e aliviada por repouso e nitratos sublinguais. O ECG e a ECOCARDIOGRAFIA podem ser normais. A angiografia coronária só foi realizada em doentes com um ECG de exercício positivo (depressão do

ST > 1 mm em pelo menos duas derivações consecutivas) e isquémia reversível na MPI (imagem de perfusão do miocárdio).

ANGINA INSTÁVEL:

- Padrão crescente na frequência, duração ou intensidade da dor.
- A angina de peito ocorre em repouso e sem provocação.
- Angina de peito de início recente descrita como grave em doentes sem sintomas anteriores de doença coronária.
- Infradesnivelamento de ST superior a 1 mm em pelo menos duas derivações consecutivas.
- Inversão simétrica da onda T maior ou igual a 2 mm nas mesmas derivações.

Enfarte do miocárdio sem onda Q:

- Dor torácica prolongada e premente que normalmente dura mais de 30 minutos e não é aliviada pelo repouso e nitratos sublinguais.
- As alterações do ECG correspondem às da angina de peito instável.
- Trop I é superior a 0,14ng/L nas 12 horas seguintes ao início da dor.
- O ecocardiograma mostra um movimento anormal da parede (hipocinesia, acinesia ou discinesia).

Onda Q MI:

- O quadro clínico, as enzimas cardíacas e os achados ecocardiográficos são os mesmos do enfarte sem onda Q.
- As alterações no ECG incluem elevações do segmento ST > 1 mm em derivações consecutivas que evoluem para ondas Q patológicas (> 25 % da amplitude da onda R nas mesmas derivações ou largura da onda Q > 0,04 ms em pelo menos duas derivações consecutivas).

Materiais e métodos

CONFIGURAÇÃO:

Departamento de Cardiologia Instituto de Ensino Médico, Lady Reading Hospital, Peshawar.

CONCEPÇÃO DO ESTUDO

Estudo transversal.

PERÍODO DE ESTUDO

março de 2009 a novembro de 2016.

TAMANHO DA AMOSTRA

25000 pacientes

TECNOLOGIA DE EXTRACÇÃO

Não probabilística (propositada)

SELECÇÃO ALEATÓRIA DE AMOSTRAS

Critérios de inclusão

Este estudo incluiu doentes de ambos os sexos que foram submetidos a angiografia coronária por doença arterial coronária no Medical Teaching Institute, Govt. Lady Reading Hospital Peshawar.

Critérios de exclusão

Foram excluídos do estudo todos os doentes que,

- ter sido previamente submetido a uma intervenção coronária percutânea.

- CABG (enxertos de bypass da artéria coronária).

PROCEDIMENTO DE RECOLHA DE DADOS

O estudo envolveu doentes que deram entrada no departamento de cardiologia do Lady Reading Hospital, em Peshawar, através do ambulatório ou do serviço de urgência, e que foram submetidos a angiografia coronária para investigação de doença coronária. Os critérios de diagnóstico de DAC foram definidos como angina estável, angina instável, enfarte do miocárdio com onda Q e enfarte do miocárdio sem onda Q.[12] Foi obtida a aprovação do comité de ética do Lady Reading Hospital. Foi pedido aos doentes que dessem o seu consentimento informado por escrito. A angiografia coronária foi então realizada nestes doentes através da artéria femoral ou radial. O relatório da angiografia foi analisado e os doentes com artérias coronárias anormais foram seleccionados para investigação adicional. Os filmes foram revistos de forma independente por dois cardiologistas antes da classificação final. Em caso de discordância, chegou-se a um consenso. Os dados assim recolhidos foram documentados num formulário. O tipo de cateter utilizado para canular estas artérias anómalas foi também documentado no proforma.

PROCEDIMENTO DE ANÁLISE DE DADOS

Os dados recolhidos após as coronariografias foram documentados num formulário. O SPSS versão 19 foi utilizado para analisar os dados. A razão foi calculada para a distribuição por sexo e a média ± DP para a distribuição por idade. Foram calculadas frequências e percentagens para variáveis categóricas como origem anómala, artéria coronária única, comunicação intercoronária e fístula coronária. Os resultados foram apresentados em forma de tabelas e gráficos, quando necessário.

Resultados:

Dos 25 000 doentes, 29,4 % eram do sexo feminino e 70,6 % do sexo masculino. Esta situação é ilustrada na Figura 1.

A idade média dos doentes foi de 53,86 anos, com um desvio padrão de 10,65 anos. A anamnese de artérias coronárias foi observada em 1,9% dos doentes (ver Figura 2). Desses 1,9% de pacientes, a idade média foi de 48,5±12,5 anos. A proporção de homens foi de 69,2 % e a proporção de mulheres foi de 30,7 %. A anomalia mais frequentemente observada foi a origem da CD a partir do seio valsal posterior e ocorreu em 0,73% dos doentes. O cateter diagnóstico utilizado foi o Judkin Right 4, sendo o AR 1 utilizado em apenas 10 pacientes.

A segunda anomalia foi a origem separada das artérias circunflexa esquerda e ADA e ocorreu em 0,584% dos pacientes. Todos foram tratados com cateteres JL 4. A terceira anomalia mais comum foi a origem da circunflexa esquerda a partir do seio de Valsalva direito e ocorreu em 0,292% dos pacientes. Todos foram tratados com cateteres Judkin Right 4, exceto um que utilizou 3DRC. Da mesma forma, 0,22% dos pacientes foram observados com uma anomalia como a região arterial da ACD a partir do seio de Valsalva.

Todos foram inseridos com cateteres JL-4. Apenas 0,07% tinham uma fístula LAD-RV. Esta foi tratada com um cateter Judkin Left 3.5.

Não foi encontrada nenhuma artéria coronária única ou conexão intercoronária no decorrer do estudo. Os resultados são mostrados na Figura 3 e na Tabela 1.

Diagramas e tabelas

Figura 1 Distribuição das anomalias coronárias em função do sexo

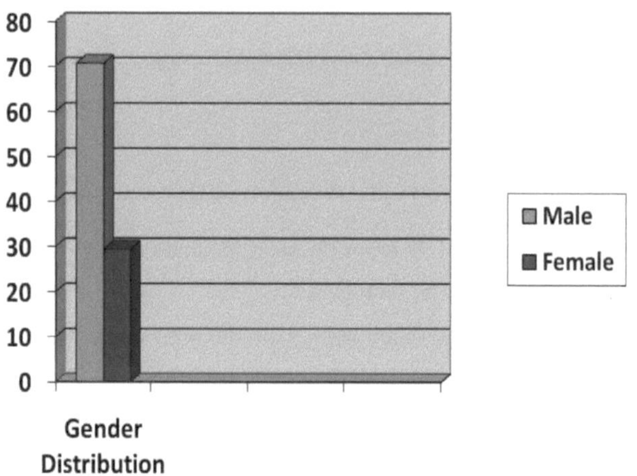

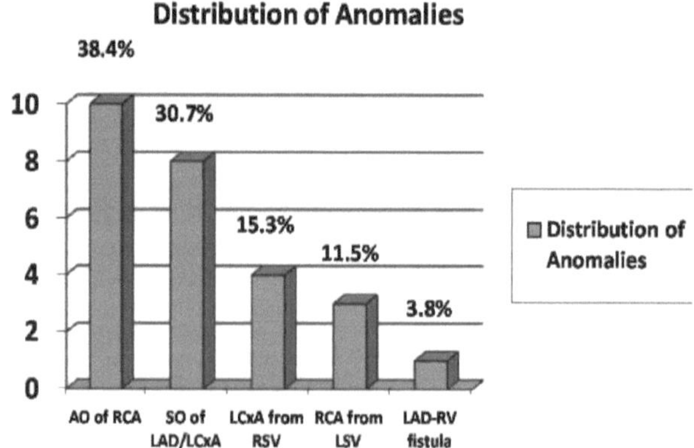

Figura 2 Frequência das anomalias das artérias coronárias

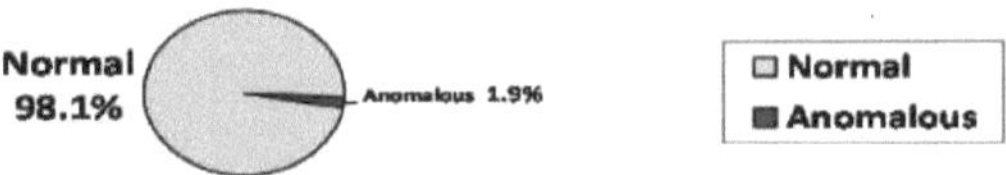

Figura 3: Distribuição das anomalias das artérias coronárias

Tabela 1: Diferentes tipos de cateteres para intervenção em artérias anómalas

Serial Number	Anomalies	Percentages	Catheters
1	Anomalous origin of Right Coronary Artery from PSV.	0.732(183)	All were engaged with JR 4, while 1 engaged with AR 1.
2	Separate origin of left	0.584%(146)	JL 4.

	anterior Descending and Left Circumflex artery.		
3	Left Circumflex from RSV.	0.292%(73)	**All were engaged with JR 4 except one with 3DRC.**
4	Anomalous RCA from LSV	0.22%(55)	**JL 4.**
5	**LAD from RC fistula.**	**0.07%(18)**	**JL 3.5**

AO - Origem anómala:
    Origem separada por SO
    ACD - Artéria coronária direita
    DAE - Artéria descendente anterior esquerda
    RSV-Seio de Valsalva direito LCxA-Arteria circunflexa esquerda

Discussão

As anomalias das artérias coronárias são raras e ocorrem em menos de 1% da população. São importantes na medida em que são uma das principais causas de isquémia e morte súbita cardíaca.[7-10] Este é o primeiro grande estudo que realizámos sobre anomalias das artérias coronárias no Norte do Paquistão.

Analisámos 25000 angiografias coronárias de março de 2009 a novembro de 2016 num estudo transversal de doença arterial coronária. Foram encontradas anomalias em 475 doentes (1,9%). A idade média da população estudada com anomalias foi de 48,5+-12,5 anos. A proporção de homens foi de 69,2 % e a de mulheres de 30,7 %. Este facto é consistente com estudos internacionais. A anatomia coronária normal não foi bem descrita nos estudos do desenvolvimento embriológico do coração e a fisiopatologia das anomalias coronárias não é bem compreendida. Não existe nenhum trabalho importante baseado em grandes populações não seleccionadas que defina a anatomia normal ou variações na disposição normal das artérias coronárias.[10] Uma descrição do normal é necessária para definir o anormal. O trabalho de Angellini, publicado em 1989, produziu um conceito definitivo nesta área. Como afirmado neste trabalho, o pressuposto primário é que o termo "normal" deve aplicar-se a 99% da população, o que significa automaticamente que a prevalência de anomalias das artérias coronárias deve ser inferior a 1%.[11] Rácios semelhantes foram relatados em vários relatórios de grande dimensão.[12,13] Com base nos estudos realizados, a incidência de anomalias das artérias coronárias é de 0,2-1,34%, enquanto o resultado do nosso estudo é de 1,9%.

Este valor está, por conseguinte, em conformidade com estes estudos.

A grande maioria dos pacientes que procuraram nosso laboratório de cateterismo são adultos. Provavelmente por esta razão, não foram encontradas anomalias das artérias coronárias coexistindo com anomalias cardíacas congénitas major no nosso estudo. A origem da artéria coronária esquerda a partir da artéria pulmonar é uma anomalia rara e representa apenas um pequeno número de pacientes, 1 em 300.000 nascidos vivos. Se não for tratada, pode levar a enfarte do miocárdio ou isquémia, insuficiência cardíaca congestiva, insuficiência da válvula mitral e morte na infância. Uma vez que 90% das pessoas afectadas morrem na infância devido a enfarte do miocárdio, insuficiência cardíaca ou morte súbita cardíaca, não é surpreendente que não tenhamos encontrado um único doente com síndrome de Bland-White-Garland na nossa população adulta.[14, 15]

As fístulas arteriovenosas coronárias (FAVC) representam uma endangulação anómala. Foi descrita pela primeira vez por Krause em 1865 e representa 0,002% da população geral. No nosso estudo, está presente em 0,007%. A FACV ocorre tanto de forma congénita como adquirida por trauma, infeção ou causas iatrogénicas. Foi proposto um esquema de classificação angiográfica por Sakakribara et al.[16-17]

As fístulas das artérias coronárias são tratadas como shunts da esquerda para a direita. A extensão do shunt pode ser determinada por exames hemodinâmicos; se não houver isquémia devido a um roubo coronário, a indicação cirúrgica depende principalmente da extensão do shunt. As fístulas coronárias camerais do lado esquerdo devem ser avaliadas como insuficiência aórtica. [10,18]Estas também podem causar sintomas isquémicos e a modalidade de tratamento destas anomalias deve depender dos sintomas e da conexão ventricular esquerda.

As anomalias das artérias coronárias com origem na aorta representam um terço de todas as anomalias das artérias coronárias. Encontramos (27%) em nossos pacientes. Em nossa série, houve 76 casos em que a circunflexa esquerda originou-se de uma VSR. Enquanto houve 52 casos (11,5%) de CD oriunda de VSL. "Enquanto houve 52 casos (11,5%) de ACD com origem em VSL. A ACM de VSR representa a anomalia coronária de origem mais grave, associada à maior incidência de sintomas e morte súbita.[10, 19] Felizmente, não se registaram casos deste tipo na nossa série de doentes. A razão para isso pode ser o facto de se tratar de uma raridade que exigiria uma amostra de grande dimensão. Por conseguinte, são necessários mais estudos de grande dimensão para os encontrar. Nos nossos doentes, as anomalias mais comuns foram a origem da artéria coronária direita a partir do seio valsal posterior. Foi encontrada em (0,73%) pacientes. A outra anomalia foi a origem separada da ADA e da artéria circunflexa. Normalmente, elas não representam uma ameaça séria. O problema é o envolvimento destes vasos durante a angiografia coronária. A freqüência dessas anomalias é a mesma dos estudos internacionais.[1,20.]

Conclusões: As anomalias das artérias coronárias são achados raros em adultos. A maioria é descoberta incidentalmente na população adulta.

REFERÊNCIAS:

1. Gowda RA, Khan IA, Undavia M, Vasavada BC, Sacchi TJ. Origem de todas as artérias coronárias principais a partir do seio de Valsalva esquerdo como um tronco coronário comum. Angiologia 2004;55:103-5.

2. Jim MH, Siu CW, Ho HH, Miu R, Lam L, Chan RH, et al. Origem anómala do seio coronário direito: incidência, características e uma abordagem sistemática para um diagnóstico rápido. J Interv Cardiol 2005;18:101-6.

3. Correia MJ, Faria JL, Cardoso PP, Torres D, Martins LP, Adao M, et al. Percentagem de anomalias coronárias numa população de doentes submetidos a angiografia coronária: estudo retrospetivo. Rev Port Cardiol 2004;23:671-81.

4. Figueroa Y, Altieri PI, Banchs H, Escobales N, Crespo M, Defendini E, et al. Coronary artery abnormalities in Puerto Rico. PR Health Sci J 2006;25:225-7.

5. Eber B, Kilzer K, Luha O, Schumacher M, Fruhwald FM, Gasser R, et al. Anomalias da artéria coronária na idade adulta: Wein Med Wochenschr 2005;141:406- 11.

6. Tuncer C, Batyraliev T, Yilmaz R, Gokee M, Eryonucu B, Koroglu S. Anomalias de origem e distribuição da artéria descendente anterior esquerda em 70 850 pacientes adultos: recolha de dados multicêntricos Catheter. Cardiovasc Interv 2006;68:574-85.

7. Aydinlar A, Cicek D, Senturk T , Gemici K, Serdar OA, Kazazoglu AR, et al. Primary congenital anomalies of the coronary arteries: a coronary arteriographic study in Western Turkey. Int Heart J 2005; 46:97-103.

8. Rahim F, Younas M, Jan amin, Talat A. Pattern of congenital heart disease in children at tertiary care centre in Peshawar. Pak J Med Sci 2003;19:19-22.

9. Lashari MN, Ashraf T, Kundi A. Anomalias das artérias coronárias de alto risco em 5131 pacientes adultos submetidos a arteriografia coronária no NICVD Karachi. Pakistan J Cardiol 2000;17:36-40

10. Gol MK, Ozatik MA, Kunt A, Iscan Z, Yavas S, Soylu M et al. Anomalias das artérias coronárias em pacientes adultos. Med Sci Monit 2002;8:636-41.

11. Angelini P. Artérias coronárias normais e anormais: definições e classificações. Am Heart J 1989;117:418-34.

12. Dodge-Khatami A, Mavroudis C, Backer CL. Projeto de nomenclatura e base de

dados de cirurgia cardíaca congénita: Anomalias da artéria coronária. Ann Thorac Surg 2000;69 :270-97

13. Longman J. Langman's medical embryology. 7 [th]ed. Baltimore:Williams and Wilkins;1995.

14. Willian PL, Warwick R, Dyson M, Bannistor LH. [th]Gray's Anatomy 37 ed. Inglaterra: Churchill Livingstone;1989.

15. Mcminn RMH. [th]Last's Anatomy 9 ed. Singapura: Churcill Livingstone;1995.

16. Taylor AJ, Rogan KM, Virmani AR. Morte súbita cardíaca associada a com anomalias congénitas isoladas das artérias coronárias. J Am Coll Cardiol 1992;20:640-7.

17. Roberts WC. Anomalias maiores das artérias coronárias na idade adulta. Am Heart J 1986;111:941-63 .

18. Burke AP, Farb A , Virmani R, Gooddin J, Smialek JE. Morte cardíaca súbita induzida e não induzida pelo exercício em adultos jovens. Am Heart J 1991;121:568-75.

19. Yamanake O, Hobbs RE. Anomalias das artérias coronárias em 126.595 pacientes submetidos a arteriografia coronária. Cathet Cardiovasc Diagn 1990;21:28-40.

20. Taylor AJ, Byers JP, Cheitlin MD, Virmani R. Artéria coronária direita ou esquerda anómala proveniente do seio coronário contralateral: anomalias de "alto risco" no trajeto inicial da artéria coronária e resultados clínicos heterogéneos. Am Heart J 1997;133:428-35.

21. Edwards JE. The direction of blood flow in coronary arteries arising from the pulmonary trunk. Circulation 1964;29:163-6.

22. Wright NL, Baue AE, Baum S. Congestão da artéria coronária devido a uma artéria coronária esquerda anómala com origem na artéria pulmonar. J Thorac Cardiovasc Surg 1970;59:461-7.

23. Bland EF, White PD, Garland J. Anomalias congénitas das artérias coronárias: relato de um caso invulgar associado a hipertrofia cardíaca. Am Heart J 1933;8:787-801.

24. Wesselhoeft H, Fawcett JS, Johnson AL. Origem anómala da artéria coronária esquerda a partir do tronco pulmonar. O seu espetro clínico, patologia e fisiopatologia, baseado numa revisão de 140 casos com sete casos adicionais.

Circulation 1968;38:403-25.

25. Liebman J, Hellerstein HK, Ankeney JL, Tucker A. O problema da artéria coronária esquerda anómala proveniente da artéria pulmonar em crianças mais velhas. Relato de três casos. N Engl J Med 1963;269:486-94.

26. Roberts WC, Robinowitz M. Origem anómala da artéria coronária descendente anterior esquerda a partir do tronco pulmonar com origem das artérias coronárias circunflexas direita e esquerda a partir da aorta. Am J Cardiol 1984; 54:1381-3.

27. Malajo AO, Bray CL, Prescott MC, Testa HJ, Roberts WC. Major coronary artery anomalies in adulthood. Am Heart J 1986;111:941-63.

28. Lerberg DB, Ogden JA, Zuberbuhler JR, Bahnson HT. Anomalous origin of the right coronary artery from the pulmonary artery. Ann Thorac Surg 1979;27:87-9.

29. Kirklin JW, Barratt-Boyesn BG. Transposição congénita corrigida das grandes artérias. Em: Kirklin JW, Barratt-Boyes BG, editores. Cardiac Surgery. Nova Iorque: John Wiley & Sons; 1993. p.1511.

30. Vlodaver Z, Neufeld HN, Edwards JE...Coronary Artery Variations in the Normal Heart and in Congenital Heart Disease. San Diego:Academic Press;1975.

31. Anderson KR, McGoon DC, Lie JT. Importância cirúrgica da anatomia da artéria coronária no truncus arteriosus communis. Am J Cardiol 1978;41:76-81.

32. Allen RT, Renu Virmani. Anomalias da Artéria Coronária em Adultos: Quais são de alto risco? ACC Curr J Rev 2001;10:92-5.

33. Neufeld HN, Schneeweiss A. Coronary Artery Disease in Infants and Children (Doença da Artéria Coronária em Bebés e Crianças). Filadélfia: Lea e Febiger; 1983.

34. Burck HC, Cheitlin MD, Decastro CM, Mcallister HA. Origem alta e em funil das artérias coronárias. Beitr Pathol Anat 1963;128:139-56.

35. Cheitlin MD, De Castro CM, McAllister HA. Morte súbita como complicação da origem anómala da coronária esquerda no seio anterior de Valsalva, uma anomalia congénita não tão pequena. Circulation 1974;50:780-86.

36. Barth CW, Roberts WC. Artéria coronária principal esquerda que surge do seio de Valsalva direito e passa entre a aorta e o tronco pulmonar. J Am Coll Cardiol 1986;7:366-73.

37. Lorenz EC, Mookadam F, Mookadam M.. A systematic review of anomalous

coronary anatomy and an investigation of its association with sudden cardiac death. Rev Cardiovasc Med 2006;7:205-13.

38. Taylor AJ, Rogan KM, Virmani R. Morte súbita cardíaca associada a anomalias congénitas isoladas das artérias coronárias. J Am Coll Cardiol 1992;20:640-7.

39. Kimbiris D, Iskandrian AS, Segal BL, Bemis CE. Origem aórtica anómala das artérias coronárias. Circulation 1978;58:606-15.

40. Davis JA, Cecchin F, Jones TK, Portman MA. Anomalias maiores das artérias coronárias numa população pediátrica: incidência e significado clínico. J Am Coll Cardiol 2001;37:593-7.

41. McCaffrey FM, Braden DS, Strong WB. Morte cardíaca súbita em jovens atletas. A review. Am J Dis Child 1991; 145:177-83.

42. Maron BJ, Carney KP, Lever HM. Relationship between race and sudden cardiac death in competitive athletes with hypertrophic cardiomyopathy. J Am Coll Cardiol 2003; 41:974-80.

43. Eckart RE, Scoville SL, Campbell CL. Sudden death in young adults: a 25-year review of autopsies in military recruits (Morte súbita em jovens adultos: uma revisão de 25 anos de autópsias em recrutas militares). Ann Intern Med 2004;141:829-34.

44. Chaitman BR, Lesperance J, Saltiel J, Bourassa MG. Achados clínicos, angiográficos e hemodinâmicos em pacientes com origem anómala das artérias coronárias. Circulation 1976;53:122-31.

45. Frommelt PC, Frommelt MA, Tweddell JS, Jaquiss RD. Diagnóstico ecocardiográfico prospetivo e reparação cirúrgica de uma origem anómala de uma artéria coronária do seio oposto com trajeto interarterial. J Am Coll Cardiol 2003;42:148-54.

46. Graham TP, Driscoll DJ, Gersony WM. Task Force 2: Doença cardíaca congénita. J Am Coll Cardiol 2005;45:1326-33.

47. McConnell MV, Ganz P, Selwyn AP. Identificação de artérias coronárias anómalas e do seu trajeto anatómico por angiografia coronária por ressonância magnética. Circulation 1995;92:3158-62.

48. Post JC, van Rossum AC, Bronzwaer JG. Angiografia por ressonância magnética de artérias coronárias anómalas. Um novo padrão de ouro para a caraterização do

trajeto proximal. Circulation 1995;92:3163-71.

49. Taylor AM, Thorne SA, Rubens MB. Coronary artery imaging in adult congenital heart disease: complementary role of magnetic resonance and X-ray coronary angiography. Circulation 2000; 101:1670-8.

50. Bunce NH, Lorenz CH, Keegan J. Anomalias da artéria coronária: avaliação com angiografia coronária tridimensional por RM de respiração livre. Radiology 2003;227:201-8.

51. Datta J, White CS, Gilkeson RC. Artérias coronárias anómalas em adultos: Imagiologia em angiografia por TC com multidetectores. Radiologia 2005;235:812-8.

52. Ropers D, Moshage W, Daniel WG. Visualização de anomalias das artérias coronárias e do seu trajeto anatómico através de tomografia por feixe de electrões com contraste e reconstrução tridimensional. Am J Cardiol 2001;87:193-7.

53. Deibler AR, Kuzo RS, Vohringer M. Imagiologia de anomalias coronárias congénitas com tomografia computorizada multislice. Mayo Clin Proc 2004;79:1017-23.

54. Romp RL, Herlong JR, Landolfo CK. Resultados do procedimento de unroofing no reparo da origem aórtica anómala da artéria coronária esquerda ou direita. Ann Thorac Surg 2003;76:589-96.

55. Doorey AJ, Pasquale MJ, Lally JF. Sucesso aos seis meses de stenting intracoronário para artérias coronárias anómalas associadas a isquémia do miocárdio. Am J Cardiol 2000;86:580-2.

56. Waller BF, Fry ET, Hermiller JB. Causas não ateroscleróticas de estenose da artéria coronária - Parte II. Clin Cardiol 1996;19:587-91.

57. Angelini P, Trivellato M, Donis J, Leachman RD. Pontes do miocárdio: A review. Prog Cardiovasc Dis 1983;26:75-88.

58. Visscher DW, Miles BL, Waller BF. A tunneled ("bridged") left anterior descending coronary artery in a neonate without clinical or morphological evidence of myocardial ischaemia. Cathet Cardiovasc Diagn 1983;9:493-6.

59. Bashour TT, Mansour NN, Lee D. Multiple coronary arterial loops as a cause of myocardial ischemia. Am Heart J 1993;126:219-23.

60. Roberts WC, Glick BN. Hipoplasia congénita das artérias coronárias circunflexas

direita e esquerda. Am J Cardiol 1992;70:121-3.

61. Moore JW, Buchbinder M. Stenting coronário bem sucedido numa criança de 4 anos de idade. Cathet Cardiovasc Diagn 1998;44:202-5.

62. Allen HD, Beekman RH, Garson AJ. Paediatric therapeutic cardiac catheterisation: a statement for healthcare professionals from the Council on Cardiovascular Disease in the Young, American Heart Association. Circulation 1998;97:609-25.

63. Stefanadis C, Toutouzas K, Tsiamis E. Stents cobertos com um enxerto arterial autólogo em artérias coronárias porcinas: Viabilidade, lesão vascular e impacto na hiperplasia neointimal. Cardiovasc Res 1999;41:433-42.

64. Syed M, Lesch M. Aneurisma da artéria coronária: uma revisão. Prog Cardiovasc Dis 1997;40:77-84.

65. Maehara A, Mintz GS, Ahmed JM. Uma classificação de ultrassom intravascular de aneurismas de artéria coronária angiográfica. Am J Cardiol 2001;88:365-70.

66. Hadimeri H, Lamm C, Nyberg G. Aneurismas da artéria coronária em doentes com doença renal policística autossómica dominante. J Am Soc Nephrol 1998;9:837-41.

67. Eriksen UH, Aunsholt NA, Nielsen TT. Aneurisma enorme da artéria coronária direita num doente com síndrome de Ehlers-Danlos tipo IV. Int J Cardiol 1992;35:259-61.

68. Newburger JW, Burns JC. Doença de Kawasaki. Vasc Med 1999; 4:187-202.

69. Suzuki H, Daida H, Tanaka M. Aneurisma gigante do tronco da artéria coronária esquerda na aortite de Takayasu. Heart 1999;81:214-27.

70. Hijazi ZM, Udelson JE, Snapper H. Significado fisiológico dos aneurismas coronários crónicos em doentes com doença de Kawasaki. J Am Coll Cardiol 1994;24:1633-8.

71. Glickel SZ, Maggs PR, Ellis FH. Aneurisma da artéria coronária. Ann Thorac Surg 1978;25:372-6.

72. Heuser RR, Woodfield S, Lopez A. Obliteração de um aneurisma de artéria coronária com um stent revestido de PTFE: enxerto endoluminal para doença arterial coronária revisitado. Catheter Cardiovasc Interv 1999;46:113-6.

73. Spaedy TJ, Wilensky RL. Fístulas da artéria coronária: implicações clínicas. ACC

Curr J Rev 1994;3:24-5.

74. Hoffman, J.I. Congenital anomalies of the coronary arteries and the aortic root (Anomalias congénitas das artérias coronárias e da raiz da aorta). In: Heart disease in infants, children and adolescents (Doenças cardíacas em bebés, crianças e adolescentes). 5th ed. Baltimore:Williams and Wilkins;1995.

75. Liberthson RR, Sagar K, Berkoben JP. Fístula arteriovenosa coronária congénita. Relato de 13 pacientes, revisão da literatura e delineamento de conduta.Circulation 1979;59:849-54.

76. Algodão JL. Diagnóstico de uma fístula entre a artéria coronária esquerda e o ventrículo direito que fecha espontaneamente. J Am Soc Echocardiogr 2000;13:225-8.

77. Vitarelli A, De Curtis G, Conde Y. Avaliação de fístulas coronárias congénitas por ecocardiograma transesofágico com Doppler colorido. Am J Med 2002;113:127-33.

78. Urrutia S, Falaschi G, Ott DA, Cooley DA. Tratamento cirúrgico de 56 pacientes com fístulas arteriais coronárias congénitas. Ann Thorac Surg 1983;35:300-7.

79. Cheung DL, Cheung HH. Fístulas da artéria coronária: Resultados a longo prazo da correção cirúrgica. Ann Thorac Surg 2001;71:190-5.

80. Armsby LR, Keane JF, Sherwood MC. Gestão de fístulas da artéria coronária. Seleção de doentes e resultados do encerramento transcateter. J Am Coll Cardiol 2002;39:1026-32.

81. Reidy JF, Anjos RT, Qureshi SA. Embolização transcateter no tratamento de fístulas arteriais coronarianas. J Am Coll Cardiol 1991;18:187-92.

82. Perry SB, Rome J, Keane JF. Fechamento transcateter de fístulas arteriais coronarianas. J Am Coll Cardiol 1992;20:205-9.

83. Ogoh Y, Akagi T, Abe T. Embolização bem-sucedida de fístula arteriovenosa coronária com uma bobina destacável interligada. Pediatr Cardiol 1997;18:152-5.

84. Hakim F, Madani A, Goussous Y. Fechamento transcateter de uma grande fístula arteriovenosa coronariana com o novo oclusor ductal Amplatzer. Cathet Cardiovasc Diagn 1998;45:155-7.

85. Wilson W, Taubert KA, Gewitz, Ml. Directrizes para a prevenção da endocardite

infecciosa. Circulation 2007;115:1656-8.

86. Hill SL, Hijazi ZM, Hellenbrand WE, Cheatham JP. Avaliação do plug vascular AMPLATZER para embolização de malformações vasculares periféricas associadas a doença cardíaca congénita. Catheter Cardiovasc Interv 2006;67:113-9.

87. Kharouf R, Cao QL, Hijazi ZM. Fechamento transcateter de fístula coronariana complicada por infarto do miocárdio. J Invasive Cardiol 2007;19:146-9.

88. Garcia JA, Zellers TM, Weinstein EM, Mahony L. Utilidade da ecocardiografia com Doppler no diagnóstico de comunicações arteriais coronárias do ventrículo direito em pacientes com atresia pulmonar e septo ventricular intacto e comparação com a angiografia. Am J Cardiol 1998;81:103-4.

89. Roberts WC. Major coronary artery anomalies in adulthood. Am Heart J 1986;111:941-7.

90. Meng CC, Eckner FA, Lev M. Distribuição da artéria coronária na tetralogia de Fallot. Arch Surg 1965;90:363-6.

91. Dabizzi RP, Caprioli G, Aiazzi L. Distribuição e anomalias das artérias coronárias na tetralogia de Fallot. Circulation 1980;61:95-102.

92. Wernovsky G, Sanders SP. Anatomia das artérias coronárias e transposição das grandes artérias. Coron Artery Dis 1993;4:148-57.

93. Shaher RM, Puddu GC. Anatomia da artéria coronária na transposição completa dos grandes vasos. Am J Cardiol 1966;17:355-61.

94. Saeed S, Hyder SN, Sadiq M. Variações anatómicas da artéria pulmonar e defeitos cardíacos associados na tetralogia de Fallot. J Coll Physicians Surg Pak 2009;19:211-4.

95. Anderson KR, McGoon DC, Lie JT. Importância cirúrgica da anatomia da artéria coronária no truncus arteriosus communis. Am J Cardiol 1978;41:76-81.

96. Shrivastava S, Edwards JE. Origem arterial coronária em truncus arteriosus persistente. Circulation 1977;55:551-4.

97. Maron BJ, Thompson PD, Puffer JC. Preparticipation cardiovascular screening of competitive athletes. A statement for health professionals from the American Heart Association Committee on Sudden Death and Congenital Heart Defects. Circulation 1996;94:850-6.

98.   Kardos A, Babai L, Rudas L, Gaal T, Horvath T, Talosi L, et al. Epidemiologia das anomalias congénitas das artérias coronárias: um estudo arteriovenoso coronário.
Estudo arteriográfico numa população da Europa Central. Cath Carovasc Diag 1997;42:270-5.

99.   Misuraca L, Rutigliano D, Pestrichella V, Contegiacomo G, Balbarini A. Uma anomalia congénita muito rara: artéria coronária direita dupla. Um relato de caso. J Cardiovasc Med 2009;10:64-7.

100.   Maron BJ, Thompson PD, Ackerman MJ. Recommendations and considerations for preparticipation screening for cardiovascular abnormalities in competitive athletes: 2007 update: a scientific statement from the American Heart Association Council on Nutrition, Physical Activity, and Metabolism: endorsed by the American College of Cardiology Foundation. Circulation 2007;115:1643- 55.

101.   Jaquiss RD, Tweddell JS, Litwin SB: Tratamento cirúrgico da morte súbita cardíaca em crianças. Pediatr Clin North Am 2004;51:1389-400.

102.   Pannu HK, Flohr TG, Corl FM, Fishman EK.Conceitos actuais na avaliação das artérias coronárias por TC com múltiplos detectores: princípios, técnicas e anatomia. RadioGraphics 2003;23:111-25.

103.   Hoffmann MH, Shi H, Manzke R. Angiografia coronária não invasiva com TC de 16 detectores em linha: efeito da frequência cardíaca. Radiologia 2005;234:86-97.

Índice

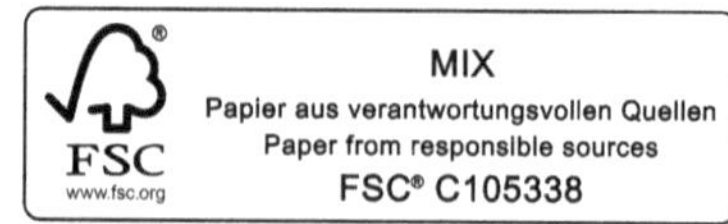

Printed by Books on Demand GmbH, Norderstedt / Germany